AF309586

DE LA SYPHILIS

DANS SES RAPPORTS

AVEC LA PROSTITUTION,

PAR UNE COMMISSION

COMPOSÉE DE MM. MORICEAU, MARCHAND, LEROUX,
GUÉPIN, HIGNARD, MARCÉ ET BARÉ,
rapporteur.

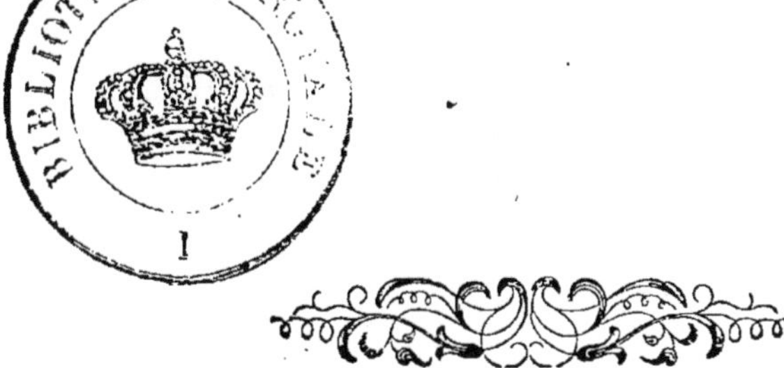

NANTES,
IMPRIMERIE DE M.me VEUVE CAMILLE MELLINET.

—

1847.

DE LA SYPHILIS

DANS SES RAPPORTS

AVEC LA PROSTITUTION,

PAR UNE COMMISSION

COMPOSÉE DE MM. MORICEAU, MARCHAND, LEROUX,
GUÉPIN, HIGNARD, MARCÉ ET BARÉ,
rapporteur.

———

Le 2 juillet 1845, à la séance de la Société Royale Académique, M. le docteur Guépin manifeste un grand effroi sur les ravages toujours croissants de la syphilis. Il s'étonne de l'inertie du gouvernement en présence d'un tel danger; et, bien certain qu'il est facile de réduire des 9/10 la population syphilitique, il demande la formation d'une commission pour faire une enquête sur l'état actuel de la prostitution et lui appliquer une meilleure réglementation.

Cette proposition est renvoyée à la Section de Médecine,

qui, dans la séance du **11** juillet, décide que l'affirmation si précise de M. Guépin doit faire supposer quelque travail sur ce sujet où quelque découverte importante, et que, tout d'abord, on l'invitera à fournir cette communication.

Le 23 juillet, notre confrère répond à l'appel de la Section en lui adressant un résumé de ses idées de réforme et de règlement sur la prostitution, et le **22** août votre Président désigne MM. Moriceau, Hignard, Marchand, Leroux, Marcé, Guépin, Baré, pour examiner le travail du docteur Guépin, et apprécier, dans leurs rapports avec la propagation de la syphilis, les mesures sanitaires que subissent les filles publiques et l'armée.

Il est difficile, Messieurs, de parler de prostitution et des graves questions de morale et d'hygiène qui s'y rattachent, sans que le nom de Parent-Duchâtelet vienne à l'esprit. Ce modeste et savant médecin, durant vingt années de recherches et de méditations, a étudié la prostitution dans ses rapports les plus divers ; son ouvrage, véritable chef-d'œuvre, où l'exactitude des faits se joint à la profondeur des réflexions et où la moralité de la pensée domine si bien le terrain brûlant des questions les plus délicates, résumera longtemps encore tout ce qu'il y a d'observations à faire sur la prostitution, tout ce qu'il y a de sages mesures à prendre pour la réglementer ; aussi, Messieurs, pour remplir dignement la mission que vous nous avez confiée, nous a-t-il fallu consulter ce grand maître et adopter souvent ses idées comme les plus justes, les plus morales, les plus efficaces.

Nous reconnaissons deux espèces de prostitutions: l'une

légale ou régulière, objet constant de surveillance et de nombreuses mesures de police ; l'autre irrégulière, qui échappe forcément à tout contrôle sanitaire.

Comprenant toutes les difficultés que soulèverait la surveillance directe de la prostitution irrégulière, le docteur Guépin propose, pour en faire disparaître le danger, de s'occuper avec la plus grande sollicitude des lieux où la débauche est tolérée, et d'y appeler, par le double attrait de la sécurité et de la salubrité, tous les hommes que leurs passions poussent irrésistiblement vers ces coupables fréquentations.

Or, pour arriver à cet idéal de prophylaxie, il propose comme moyens d'action :

1.º Rédiger un règlement de police sur la prostitution, et le faire afficher non-seulement dans toutes les maisons de débauche, mais encore dans la partie la plus apparente de chaque chambre consacrée aux prostituées.

2.º Obliger toutes les dames de maison et toutes les filles en chambre à posséder des seringues à injection et à faire les ablutions prescrites par le règlement.

3.º Prendre une détermination quelconque à l'égard des filles qui ne peuvent plus servir à la prostitution, telles que celles qui sont affectées de fistules recto-vaginales, et d'autres chez lesquelles, par suite d'une chute de matrice, le coït a lieu dans le col même de cet organe.

4.º Établir des punitions sévères pour les filles malades traitées à domicile, pour celles qui négligent de déclarer leurs maladies apparentes et pour les maîtresses de maison qui prennent part à cette faute.

5.º Visiter de temps à autre les filles à l'improviste.

6.º Soumettre les marins à la visite.

7.º Prendre des mesures préventives contre les remplaçants acceptés ou non acceptés.

8.º Prendre des mesures très-sévères contre les filles qui font de la prostitution clandestine.

9.º Séparer d'une manière absolue, dans leurs traitements, les filles publiques des vénériennes non prostituées.

10.º Punir sévèrement les agents de l'autorité qui laisseraient voyager des filles publiques sans indiquer sur leurs passe-ports leur qualité, par un signe convenu.

11.º Punir sévèrement les militaires, les douaniers, les marins, les remplaçants qui ne pourraient indiquer la prostituée ou au moins la maison de débauche dans laquelle ils auraient contracté la maladie vénérienne.

« Par ces divers moyens, dit notre confrère, et quelques autres qui en découlent comme des corollaires d'une proposition principale, je suis convaincu que l'on arriverait à diminuer les dangers des maisons publiques et à supprimer presque entièrement la prostitution irrégulière, qui est cent fois plus dangereuse que l'autre. »

Votre commission ne saurait admettre cette corrélation entre la prostitution régulière et irrégulière; mais d'abord, expliquons notre pensée sur cette double qualification.

La prostitution régulière ou légale comprend toutes les filles ou femmes qui trafiquent de leurs faveurs notoirement et publiquement. Nous l'appelons ainsi, parce que l'autorité la soumet à certaines mesures de police qui en atténuent le scandale et le danger, et permettent son existence au centre des grandes populations.

Dans cette législation tout exceptionnelle, d'importantes

et pénibles obligations sont imposées aux femmes qui se prostituent. Les unes se soumettent sans difficulté à la démonstration publique de leur déshonneur ; beaucoup d'autres, sans être moins éhontées, mais par un certain esprit de rébellion et sans doute aussi par calcul, mettent en œuvre toute espèce de ruses pour s'y soustraire. Ces femmes sont les *insoumises*, les *clandestines*, prostituées au même titre et au même degré que les autres ; toujours très-dangereuses pour la santé publique, et nécessitant de la part de l'autorité des recherches incessantes.

La prostitution irrégulière, exercée sur une échelle beaucoup plus vaste et sous l'influence des situations les plus diverses, échappe forcément à tout contrôle, à toute surveillance.

L'intervention de l'autorité dans les amours des grisettes, des femmes de chambre, des modistes, des femmes de théâtre, etc., etc., ne saurait être soufferte ni par la morale, ni par la liberté. Sans doute, cette prostitution est une source de désordres, de scandales, de maux vénériens ; mais la société doit s'y résigner, ne pouvant l'éviter qu'au prix de sacrifices et de perturbations incomparablement plus graves.

Les prostitutions régulières et irrégulières sont indépendantes l'une de l'autre. Les passions et les vices qui se traduisent au grand jour dans les maisons de tolérance, diffèrent tellement, dans leur manifestation, de ceux pour lesquels le mystère et certaine nuance de sentiment sont la condition de leur existence, qu'on doit renoncer à les voir se réunir.

Quoi qu'on fasse pour assurer la sécurité et la salubrité

des maisons de tolérance, ces deux prostitutions ne confondent jamais leurs mœurs et leurs habitudes : dans l'une, vous trouvez des filles éhontées, des jeunes gens au sortir de l'enfance, des ouvriers, des militaires, des marins, etc. Le vin, des chants, du bruit, le grand jour, voilà les témoins obligés de leurs cyniques amours.

Dans l'autre, ce n'est plus cette franchise d'allure, cette impudeur irréfléchie, cette témérité de langage et d'action. La prostitution se montre froide, hypocrite; elle cherche le mystère et n'exerce que dans l'ombre; elle affecte, en outre, une certaine délicatesse dans ses choix, et donne une grande valeur à des faveurs qui ne portent pas le stigmate de la publicité.

Ainsi, Messieurs, même en supposant que les moyens proposés par le docteur Guépin puissent assainir de toute contagion les maisons de tolérance, nous ne croyons pas que la concurrence entre les deux prostitutions soit possible et que les classes si différentes qui les fréquentent se rencontrent jamais dans les mêmes lieux.

M. Guépin pense autrement; et pour arriver à cette sécurité et cette salubrité qui doivent faire préférer la prostitution surveillée, réglementée, à la prostitution irrégulière, et amener nécessairement l'extinction de cette dernière, il propose :

« De placarder, sur les murs des maisons de débauche, des avis officieux sur les dangers de la prostitution irrégulière, etc., etc., etc. »

Ainsi, au milieu de cette folle excitation de l'imagination et des sens, notre confrère peut croire à l'apparition de quelque lueur de raison, d'un instant de loisir donné à la lecture d'une pancarte administrative, de quelque salutaire retour aux bonnes mœurs par l'influence de paternelles admonestations ; mais c'est oublier que la brillante santé du jeune homme se joue des prophéties les plus lugubres; qu'en de tels lieux l'on ne trouve près de lui ni crédit, ni docilité ; que, par esprit de résistance et de bravade, sa témérité peut s'accroître, et que le moins qu'il puisse arriver c'est d'encourir ses railleries; or, Messieurs, évitons surtout le ridicule, si nous voulons inspirer de la confiance et commander le respect.

Comme seconde mesure, le docteur Guépin propose : « D'obliger toutes les dames de maison et les filles en chambre à posséder une seringue à injection et à se faire de fréquentes ablutions. »

Les lavages sont en grand crédit chez les prostituées; c'est un moyen hygiénique dont elles usent largement; seulement, ils ne sont pas toujours convenablement exécutés, et peut-être, à cet égard, des avis officieux auraient-ils un certain but d'utilité; mais votre commission ne peut admettre que les règlements en fassent l'objet d'une obligation : d'abord, parce qu'elle ne conçoit pas de prescription sanitaire sans surveillance et sans pénalité pour ses infractions ; puis encore, parce que, avec la connaissance que nous avons acquise du caractère des filles publiques, nous craindrions de les voir renoncer à une habitude salutaire, pour se procurer le facile plaisir de braver une injonction administrative.

Ces réflexions sont applicables à cet autre article qui déléguerait à chaque femme le droit de visiter les hommes et de les refuser sur le moindre soupçon de contagion.

Ici encore nous répéterons que l'autorité ne doit pas se montrer là où sa main est impuissante pour faire respecter sa voix. Et d'ailleurs qu'est-il besoin d'écrire ce droit de visite et de refus; qui oserait le contester! Toute femme peut à loisir l'exercer, si le soin de sa santé lui donne ce conseil, et si l'homme auquel elle s'adresse est d'humeur à le subir.

Votre commission ne partage pas les espérances de M. Guépin sur la possibilité et l'efficacité de ces mesures. Depuis cinquante ans, bien des moyens ont été tentés pour maîtriser les ravages de la syphilis au sein de la prostitution; mais, jusqu'à ce jour, on avait compris que l'intervention de l'autorité dans l'alcôve de la fille publique blesserait les lois de la morale et de la raison, et qu'il est certains mystères sur lesquels un règlement doit garder le silence.

Ce n'est pas ainsi que nous comprenons la mission tutélaire de l'autorité : nous désirons qu'elle se montre très-sévère contre la prostitution clandestine, qu'aucune fille publique ne puisse se soustraire à sa surveillance sanitaire; mais nous ne voulons pas que ses moyens d'exécution la compromettent par leur impuissance ou leur scandale, et lui fassent perdre ce caractère de justice et de haute moralité qui doit présider à toutes ses décisions.

Que dire encore de cette pénalité à établir contre la malheureuse qui n'aura pas déclaré son mal, contre la maîtresse de maison qui ne l'aura pas signalée! Ainsi, un écoulement, un chancre, méconnus ou ignorés, deviendront l'occasion d'une poursuite et d'une punition! Une écorchure, une leucorrhée, mal appréciées, et certes l'erreur est admissible pour une maîtresse de maison, et même pour un médecin, deviendront l'occasion d'amendes et d'emprisonnement! Mais notre confrère n'a donc pas prévu qu'une pareille obligation ne saurait être nettement définie, judicieusement appliquée, et que, par cette difficulté même, toute pénalité serait d'une exorbitante injustice.

Nous repoussons encore ce système de punitions contre les militaires qui refusent de désigner le lieu où ils ont été infectés. Pour nous, c'est un abus dans la répression, sans avantage pour la santé publique. Nous préférons le principe contraire, consistant à exempter de la consigne tout vénérien qui avoue son mal dans les trois jours de son apparition : dans un règlement sur la prostitution, on doit se défier de cette exubérance de mesures coercitives dont l'expérience démontre bientôt l'inutilité, et dont l'abandon a l'inconvénient d'apparaître comme une preuve d'incurie ou de faiblesse.

Votre commission se borne à ce court examen du travail du docteur Guépin, les autres articles de son projet de règlement n'étant que la reproduction de mesures inutiles, abandonnées, ou en voie d'application. Du reste, notre confrère s'est évidemment exagéré la portée de ses avis ; il eût sans doute mieux apprécié leur insuffisance à combattre la syphilis, s'il n'avait pas accepté comme certains des renseignements au moins douteux, et s'il n'eût, sous cette impression, emprunté au règlement de Bruxelles des moyens coercitifs expérimentés et depuis longtemps condamnés dans notre pays (1).

---

(1) Bruxelles, sur une garnison de 3,000 hommes, a fourni en vénériens :

Nous devons d'abord, Messieurs, nous élever contre des exagérations qu'aucun fait sérieux ne légitime. Au cri d'alarme si imprudemment répandu dans notre ville et plus loin encore, nous devons répondre par des paroles plus calmes et plus rassurantes.

L'autorité, dans sa sollicitude pour les générations présentes et futures, s'est beaucoup occupée de cette grave question d'hygiène publique : la prostitution dans ses rapports avec la syphilis.

Il est inutile de vous dire, vous comprendrez facilement combien il a fallu dépenser d'énergie et de persévérance pour obtenir l'organisation de ce chaos impur, pour asservir à une discipline cette tourbe échevelée méconnaissant les lois et n'obéissant qu'à ses instincts. Ce n'était pas dans une année qu'il était possible d'accomplir cette pénible tâche, de résoudre à la satisfaction de la société entière des questions sanitaires, morales, religieuses, pécuniaires, qui toutes avaient des prétentions exclusives et fort peu de tendance à se concilier.

Comme nous, Messieurs, vous saurez reconnaître les immenses difficultés qu'il a fallu vaincre, apprécier le

1840	—	352
1841	—	198
1842	—	193
1843	—	336
1844	—	311
1845	—	356

Après ce relevé, que penser de ce chiffre de 130 vénériens sur une armée de 30,000 hommes.

bienfait des résultats obtenus, et compter, pour l'avenir, sur le développement d'une organisation qui, forte de son expérience, marche aujourd'hui d'un pas assuré.

Paris est la première ville de France où l'on se soit occupé de la surveillance des prostituées.

Vers la fin du dernier siècle, le scandale de la prostitution et les ravages de la syphilis devinrent tellement effrayants, que le gouvernement dut s'en émouvoir. La loi du 22 juillet 1791, portant des peines sévères contre toute fille publique vénérienne, démontre qu'au milieu des événements politiques les plus graves, nos pères trouvaient des instants de loisir pour donner la consécration législative à des mesures d'hygiène publique. En 1800, M. Dubois, préfet de police, organisa la visite sanitaire. Au mois de décembre 1802, il institua un service de consultations gratuites dans la rue Croix-des-Petits-Champs; ce fut l'origine du dispensaire de salubrité, charitable institution dont le but fut d'abord manqué par suite d'une coupable direction, mais qui, sous l'administration Pasquier, devait acquérir un grand lustre d'utilité : ce fut à ce dernier magistrat qu'on fut redevable d'une première réglementation de la prostitution, de l'emploi de la taxe aux frais du dispensaire, et de l'organisation d'une commission ayant pour but de surveiller et d'améliorer le service de cet établissement.

En 1814, M. Anglès maintint cette commission et en rapprocha les réunions. En 1814 et 1815, l'invasion étrangère jeta dans le service sanitaire des prostituées le désordre et le chaos. En 1816, réorganisation, et diminution sensible dans le nombre des syphilitiques. En 1817 et

1819, ce même préfet, M. Anglès, propose au gouvernement de donner au dispensaire un caractère légal, de lui attribuer le rang d'établissement de santé. Un projet d'ordonnance est rédigé, mais il n'a pas de suite. De 1820 à 1828, époque de réaction politique et religieuse, la prostitution publique est poursuivie, traquée, mal administrée; aussi voit-on la prostitution clandestine se produire en tous lieux, et les maladies syphilitiques reparaître aussi nombreuses et aussi graves qu'en 1800. M. de Belleyme vient au pouvoir, et bientôt le dispensaire reprend son rang dans les institutions sanitaires les plus utiles: la prostituée n'étale plus sa honte sur les promenades, ne provoque plus les passants dans les carrefours, et forcément rend hommage à la pudeur publique; bienfait immense, dont la morale et l'humanité eurent également à s'applaudir. Depuis lors, plus de trouble, plus d'arrêt dans le service sanitaire des filles publiques; chaque année a réalisé une amélioration, chaque préfet de police a suivi la voie de progrès si largement tracée par ses prédécesseurs.

Paris ne fut pas la seule ville de France à déplorer les ravages de la syphilis et à combattre sa propagation par la surveillance sanitaire des filles publiques.

Bordeaux, Lyon, Marseille, Rouen, Nantes, Brest, etc., adoptèrent la plupart des mesures mises en vigueur dans la capitale; mais, avant d'arriver à un ensemble de moyens vraiment efficaces, à une application facile et régulière, que d'opposition il a fallu soutenir, que de difficultés il a fallu aplanir! Car, Messieurs, nous ne sommes pas éloignés de ces temps d'aberration où non-seulement la syphilis imprimait le sceau du déshonneur sur le front

du malheureux qui la portait, mais le déshéritait encore
de toute pitié publique, de tout effort charitable pour le
rendre au monde et à la santé. En cherchant dans nos
souvenirs, il nous serait facile de vous nommer des hommes
sérieux qui, voyant dans la vérole une juste et salutaire
punition de la débauche, marchandaient quelques milliers
de francs pour assurer le traitement des prostituées.

Mais ces temps d'inhumanité et d'imprévoyance sont
heureusement passés : la sollicitude la plus active s'exerce
dans tous les grands centres de population sur cette importante question d'hygiène publique ; aujourd'hui, la prostitution n'est plus considérée comme un ulcère incurable dont
on détourne les yeux par dégoût ou impuissance, mais bien
comme une large plaie qu'on examine avec sérénité, tant
on a la certitude d'en diminuer l'étendue et d'en neutraliser
l'élément contagieux.

Si quelques personnes osaient contester la philanthropie
de notre époque, et l'accuser d'indifférence en présence du
redoutable fléau que propage la prostitution ; si les bienfaits
d'une succession de mesures répressives et sanitaires ne
devaient pas recevoir leur juste appréciation, nous les in-
viterions à lire la narration de Cullerier sur les horribles
maux des vérolés traités à Bicêtre, à suivre ce digne et savant médecin dans la pénible mission qui lui était confiée ;
nous leur rappellerions que des membres de l'Assemblée
constituante, à l'aspect de ces salles infectes et de ces ca-
davres vivants entassés jusqu'à quatre dans le même lit,
s'émurent de tant de douleurs et de misères, et n'obtinrent
qu'avec peine la translation de ces malheureux dans un hôpital plus vaste et plus salubre. Que l'on compare l'état sa-

nitaire de ces temps avec celui des populations actuelles, et l'on avouera peut-être que la sollicitude de nos autorités est meilleure pour le syphilitique, pour la prostituée, pour les générations présentes et futures, assainies dans des proportions énormes du plus redoutable de tous les fléaux.

Aussi, Messieurs, en examinant avec impartialité les améliorations successives qui ont été apportées dans le traitement des vénériens et dans la police sanitaire des prostituées, depuis 1792 jusqu'à nos jours, nous sommes forcés d'avouer que d'immenses douleurs ont été adoucies et de nombreux résultats obtenus sous le double rapport de la morale et de la santé publique. Loin de nous, cependant, la pensée que tout est dit sur cette grave question d'hygiène. Nous voyons des abus à réformer, de nouvelles mesures à prendre, une appréciation plus large de la charité publique à exercer vis-à-vis des vénériens civils; en un mot, nous voyons beaucoup de choses à faire et de bien à espérer , mais nous sommes convaincus qu'en si peu d'années il était difficile d'obtenir une organisation plus complète et plus utile.

On croit généralement que les prostituées sont seules à transmettre le mal vénérien , et qu'il suffirait de les soumettre à une surveillance sanitaire très-sévère pour faire disparaître ce danger; c'est une erreur grave, sur laquelle nous insistons, parce qu'elle détourne l'attention des autres sources beaucoup plus fécondes où la syphilis va puiser ses éléments de propagation.

A ce sujet, nous avons reçu de plusieurs villes de France et de Belgique un précieux renseignement. On s'accorde

à penser que, sur le chiffre total des contagions, un tiers
seulement appartient aux filles publiques. A Lyon, la pro-
portion serait d'un quart. M. Venot, de Bordeaux, affirme
que 18 fois sur 25 la syphilis est gagnée avec des femmes
autres que les prostituées.

En effet, les lois civiles qui nous régissent; cette amé-
nité de mœurs, l'un des principaux caractères de notre
nation; cette plénitude de liberté dont chacun est jaloux,
même dans l'exercice de ses passions, imposent à l'autorité
une excessive réserve dans l'emploi de ses moyens de répression et de surveillance. Qui oserait lui conseiller d'as-
sujettir à une police sanitaire nos nombreux corps d'état,
les jeunes gens de nos écoles et cette quantité prodigieuse
de femmes de toute condition et de tout âge qui fait plus
ou moins de la prostitution! Et pourtant, c'est dans les
rangs de cette population que les symptômes syphilitiques
se montrent le plus variés et le plus graves; c'est de ce
foyer, toujours permanent, toujours actif, que la contagion
s'élance pour se répandre en tous sens, sans qu'il soit
permis de l'attaquer et de la combattre. En présence de
cette difficulté, l'autorité cherche à concilier le double
intérêt de la liberté, justement jalouse de ses droits, et de
la santé publique incessamment menacée. Elle a dû poser
des limites à son contrôle et à sa surveillance : mais dans
cette voie elle s'applique à marcher d'un pas ferme et con-
tinu; elle poursuit l'œuvre des Cullerier, Anglès, Dubois, Pasquier, de Belleyme, etc., etc., sachant bien que
la police sanitaire manque de force et de portée pour résoudre le problème de l'extinction de la syphilis, mais sachant aussi que ses résultats si remarquables acquerront,

par de successives améliorations , des proportions ines-
pérées.

Les moyens dont elle se sert sont appliqués à deux
grandes masses d'individus : 1.º les prostituées ; 2.º les
militaires. Nous allons vous les soumettre succinctement et
vous faire juges de leur valeur et de leurs succès.

Mais, tout d'abord , qu'entend-t-on par prostituée ? Une
femme qui a plusieurs amants est-elle une prostituée ,
n'est-elle qu'une femme galante ?

La limite nous semblant difficile à poser , nous avons
consulté l'opinion des principaux maires de France et de
Belgique ; et de cette information il nous est acquis que la
prostituée est celle qui publiquement et scandaleusement
trafique de ses charmes avec le premier venu ; qu'une
femme peut avoir plusieurs amants sans encourir cette
qualification, pourvu que son immoralité ne soit pas
flagrante, qu'elle soit jusqu'à un certain point mystérieuse
et désintéressée.

En Belgique, il faut que la prostitution soit notoire,
scandaleuse, pour que l'autorité s'attribue le droit d'inter-
venir au nom de la santé publique. « Les moyens de ré-
primer la prostitution clandestine sont presque nuls, nous
écrit le bourgmestre de Bruxelles ; les libertés assurées à
chacun par notre constitution rendent cette répression
très-difficile. »

En France, nos magistrats sont du même avis, et votre
commission ne saurait admettre qu'on pût agir autrement
sans blesser des droits incontestables et sans provoquer de
justes et sévères réclamations.

Toute fille ou femme se livrant notoirement à la prostitution , est soumise à des obligations réglementaires , dont les principales sont *l'inscription, la visite,* le traitement *dans un hôpital ou service spécial.*

Lorsqu'une fille veut se livrer à la prostitution , elle fait sa déclaration au maire, qui ordonne son inscription sur un contrôle ; lui promettant, en échange de sa soumission aux règlements, tolérance et protection dans l'exercice de sa triste profession. C'est une espèce de contrat, où la liberté d'une part, la pudeur publique de l'autre, se font de mutuelles concessions, en faveur d'une grande question d'humanité.

Beaucoup de femmes cherchent à éviter l'inscription ; déjà nous les avons qualifiées par les dénominations d'*insoumises,* de *clandestines.* C'est surtout à l'égard de cette classe que devient délicate et difficile la mission de l'autorité. Sur l'énonciation de plaintes, ou sur le rapport de ses agents, elle ordonne une enquête, et ne se décide à l'inscription d'office qu'après la certitude de prostitution flagrante et de persistance dans cette funeste voie. Elle apporte dans l'accomplissement de cette formalité beaucoup de prudence et de réserve : sans doute elle est parfois trompée ; mais n'est-il pas préférable de surseoir à l'inscription d'une femme dont la prostitution est douteuse, que de s'exposer à stigmatiser une innocente et à désoler une famille honorable.

Ces principes sont appliqués dans les grandes villes de France et de Belgique. Votre commission, Messieurs, les adopte sans restriction ; seulement, elle voudrait que toute femme justement inscrite ne pût être rayée du contrôle sans mûr examen : nous désirons qu'on se montre aussi sévère pour la radiation que circonspect pour l'inscription, et que toute femme qui obtient cette faveur soit longtemps encore surveillée.

Souvent il arrive aux filles les plus éhontées, et certes les moins disposées à se convertir, de trouver un amant qui ne recule pas devant la déclaration officielle de son amour et de son appui. L'autorité, souvent trop facile, accorde la radiation ; et bientôt ces ménages, dont toute la solidité repose sur le caprice d'un jour, ne tardent pas à devenir le foyer d'affreuses discordes, puis la source féconde et dangereuse de prostitution clandestine. Cet abus réclame une réforme, autrement l'inscription sera presque toujours illusoire pour la classe élevée des prostituées.

Ainsi l'inscription est une base dont tous les règlements sur la prostitution doivent chercher l'appui. Votre commission l'accepte comme une mesure essentiellement efficace ; et, tout en formant des vœux pour qu'elle ne soit jamais l'occasion de déplorables méprises, elle désire qu'une ferme sollicitude préside à son application et que de sérieuses garanties soient exigées lorsqu'on demande à s'en affranchir.

Toute fille inscrite reçoit une carte ou un livret sur lesquels l'état de sa santé est régulièrement signalé une ou plusieurs fois par mois. C'est la visite, seconde obligation sur laquelle repose la juste espérance de surprendre la syphilis à son apparition et d'en prévenir les funestes effets par un traitement immédiat.

Dans la plupart des villes de France, la visite fut longtemps pratiquée tous les mois. Mais on comprit bientôt que, dans l'espace de trente jours, les symptômes syphilitiques

avaient le temps de paraître, de se multiplier et même de
guérir, tout en étant l'occasion de nombreuses infections.
Les visites furent rapprochées. A Lyon, Marseille, Bordeaux, on en fixa le nombre à deux par mois. A Paris, les
filles isolées furent visitées tous les quinze jours ; les filles de
maison, qu'on juge plus exposées, subirent cet examen
chaque semaine. A Lille, la visite a lieu tous les dix jours ; à
Brest, quatre fois par mois ; enfin, dans beaucoup d'autres
villes secondaires, cette opération est faite tous les quinze
jours.

De toutes les obligations imposées aux prostituées, la
plus pénible, celle à laquelle son amour de l'indépendance
se soumet le plus difficilement, est, sans contredit, la visite.
Pour s'y soustraire, elle met en œuvre toute espèce de ruses ; elle s'expose volontiers aux recherches des agents, aux
amendes, et même à la prison. Cette aversion, si facile à
comprendre par celui qui connaît le caractère indisciplina-
ble de la prostituée, doit être prise en grande considération
lorsqu'il s'agit de fixer le nombre des visites : elles doivent
être assez rapprochées pour que la syphilis soit reconnue
dès son début, ou tout au moins dans les jours qui suivent ;
mais on doit se garder, par l'exagération de cette mesure,
de provoquer des résistances, et, ce qui est plus sérieux encore, d'élever le chiffre des insoumises.

« Le nombre des insoumises, nous écrit le bourgmestre de Bruxelles, a surtout augmenté depuis la mise en
vigueur du nouveau règlement, qui, par la sévérité de quelques-unes de ses dispositions, a déplacé la prostitution
clandestine sans la diminuer. » A Bruxelles, 350 femmes
sont inscrites sur le contrôle, 150 échappent à cette formalité, 40 sont régulièrement en traitement.   4

Or, savez-vous, Messieurs, ce qui se pratique à Bruxelles, dans cette capitale pompeusement citée comme un modèle en fait de police sanitaire, et dans laquelle cependant 150 prostituées échappent à tout contrôle : on pratique huit visites par mois, sans compter les visites inopinées ; on impose une taxe, et l'on prodigue les amendes et la prison pour les moindres infractions au règlement.

Par cette extrême sévérité on a cru rendre la surveillance efficace, arriver peut-être à l'extinction de la syphilis parmi les prostituées. On a manqué le but. D'après les propres paroles du bourgmestre de Bruxelles, vous pouvez déjà juger de la valeur de certaines mesures dont par avance le succès fut prôné, et dont l'application ne fournit aujourd'hui que mécomptes et regrets.

Nous n'avons point, dans notre France, à déplorer semblable résultat. Nulle part les insoumises ne se montrent aussi nombreuses par rapport aux filles inscrites. Quelques-unes surprennent le zèle et l'activité des agents de police ; mais, sur un chiffre de 500 prostituées, en compter 150 qui, se condamnant à exercer leur misérable métier dans toutes les angoisses d'un criminel poursuivi, s'ingénient et réussissent à éviter des obligations dont la santé publique semble dépendre, c'est ce que nous ne pourrions constater sans affirmer qu'un pareil fait serait la preuve la plus évidente d'un vice profond dans les moyens répressifs, la critique la plus amère de leur inefficacité et de leur imprévoyance.

Cette triste expérience dont Bruxelles fait aujourd'hui l'essai, nous est acquise depuis longtemps. Il suffit de se rappeler ce qui se passa à Paris sous l'administration de **MM**. Franchet et Delavau. Alors les dames de maison furent accablées de procès-verbaux , d'amendes , de condamnations de toutes sortes ; c'était un moyen, croyait-on , de diminuer la prostitution et ses scandales. En effet, les dames de maison renoncèrent à une industrie où leur repos et leur fortune étaient sans cesse menacés. Le nombre des maisons de tolérance descendit du chiffre de 305 à 142. En 1812, sur 1,400 femmes inscrites , 700 habitaient ces maisons ; tandis que de 1823 à 1826, sur 2495 femmes inscrites, 231 seulement en acceptaient les rigueurs. La prostitution surveillée et tolérée diminua donc notablement ; mais la prostitution clandestine se développa dans des proportions effrayantes , la syphilis reparut et plus active et plus grave, et il ne fallut rien moins que l'administration douce et prévoyante autant que ferme et zélée de M. de Belleyme pour ramener sous la direction de l'autorité cette dangereuse population.

C'est encore à ce prudent et judicieux magistrat que nous sommes redevables de la suppression de la taxe, scandaleux impôt prélevé sur chacune de ces malheureuses , pour payer les frais d'une mesure d'hygiène publique ; occasion sans cesse renaissante de réclamations, de poursuites, d'exorbitantes condamnations ; source inépuisable de résistances, de ruses, de prostitution clandestine ! A Bruxelles , ce système de la taxe et des amendes est mis en pratique , on en fait la triste expérience ; mais bientôt, soyez-en certains , on abandonnera ce détestable moyen de répression , cet excitant à la rébellion et à l'affranchissement de toute surveillance.

Vous le voyez, Messieurs, le règlement de Bruxelles

ne semble pas à votre commission un modèle à suivre dans ses dispositions fondamentales. Elle rejette, comme une entrave sans compensation, cette multiplicité des visites ; elle blâme la taxe, les amendes et ces impôts de 1.er, 2.e et 3.e degré, et cette pénalité de la prison pour la moindre infraction aux règlements. Du reste, les paroles du bourgmestre de Bruxelles n'ont-elles pas déjà condamné cette sévérité de répression.

Ce n'est pas ainsi que nous comprenons un règlement sur la prostitution. Que chaque obligation soit conçue dans un esprit de froide raison et de douce philanthropie, la prostituée vous comprendra et se résignera ; mais si votre surveillance devient tracassière et despotique, apprêtez-vous à combattre d'opiniâtres résistances et, quoi que vous fassiez, à succomber dans la lutte.

Ainsi, pour ce qui concerne les visites, nous ne voyons aucun avantage à les multiplier. En répétant trois fois par mois l'examen attentif de chaque femme, nous pensons satisfaire également l'intérêt de la santé publique et la juste susceptibilité de ces malheureuses, qui auraient bien quelque droit de vous maudire et de se révolter, si vous attentiez par trop à certaines libertés dont elles peuvent à juste titre revendiquer le bénéfice.

La fille publique inscrite et visitée est traitée dans un lieu spécial, lorsqu'elle est reconnue atteinte de syphilis. Elle est séquestrée et ne peut sortir qu'après sa guérison.

Cette troisième mesure est généralement adoptée. Sa sévérité disparaît devant son immense avantage et l'impossibilité de la remplacer par une autre qui lui soit préférable.

Toute prostituée infectée de syphilis a la prétention de se guérir avec ses propres ressources, ou tout au moins de se traiter jusqu'à ce qu'elle soit vaincue par la misère et la douleur. Or, avant d'arriver à cette dure extrémité, elle essaie divers moyens, et toujours ceux que nous appelons *abortifs;* médication, sinon la plus sûre, du moins la plus prompte à donner un résultat. Mais, comme ses économies ne lui permettent jamais de subvenir à ce surcroît de dépenses, elle continue ses rapports avec les hommes qui la fréquentent.

De cet état de choses il résulte deux faits également regrettables: l'aggravation de la syphilis, qui ne tarde pas, chez ces femmes, à revêtir les formes secondaires et tertiaires; puis le grand nombre de contagions qu'on eût certainement évitées avec un peu plus de fermeté et de prévoyance.

En insistant pour qu'aucun traitement ne puisse être entrepris à domicile, en exigeant, quelle que soit la position de la femme, que le soin de sa guérison soit confié à l'autorité, on évite ces deux graves inconvénients. Votre commission, Messieurs, n'hésite pas à se prononcer contre toute faveur de ce genre, contre toute idée de maison de santé hors les barrières où l'admission des filles publiques serait tolérée; contre tout traitement à domicile, même avec les garanties les plus sérieuses et la presque certitude que les vues de l'autorité seraient remplies.

Hôpital spécial pour les prostituées vénériennes, telle est donc l'une des premières nécessités d'un bon règlement de police sanitaire. Mais ce lieu où devront être appelées, sans distinction, la fille pauvre et la fille aisée, la pierreuse et la dame à chapeau, comporte un régime et une direction que nous cherchons vainement dans tous les établissements de cette nature. Aux conditions d'espace, d'abondance, de propreté, si nécessaires là où des malades sont en grand nombre, nous désirons, comme direction, une pensée intelligente qui s'identifie avec les mœurs de la prostituée, la plaigne au lieu de la mépriser, lui parle au lieu de lui commander, la moralise par la bienveillance au lieu de la dégrader par une inflexible dureté.

Il faut bannir, dans nos rapports avec ces malheureuses créatures, cette hautaine parole et ces menaces continuelles dont son orgueil s'irrite et finit par se railler. Soyons dignes et fermes, mais justes et compatissants; et cet *hôpital* qu'elle n'aborde que sous l'escorte d'un agent de la force publique, se transformera pour elle en une maison de secours où le soin de sa santé la conduira sans regret et sans effort; et cet *hôpital*, terrible menace qui pèse sur chaque instant de sa vie en la poussant incessamment à l'insoumission, lui apparaîtra désormais comme un lieu de refuge et de protection.

Inscription, visites sanitaires, traitement obligatoire dans un établissement ou service spécial, tels sont donc les trois moyens de répression mis en œuvre pour diminuer le danger de la prostitution régulière. Chacun d'eux nécessite, pour être efficace, du zèle, beaucoup de discernement et de fermeté; et, dans leur ensemble, ils constituent une bonne organisation, qui désormais a peu de chose à conquérir pour devenir parfaite. A ce sujet, nous nous permettrons une réflexion : généralement, on attribue l'insuccès d'un règlement à ses imperfections; on change, on réforme ses dispositions , mais l'on se préoccupe fort peu de savoir si véritablement il a reçu une judicieuse application; cependant tout est là, l'application! Eh bien, nous sommes convaincus, après avoir lu un grand nombre de règlements sur la prostitution, que la grande réforme à y apporter, c'est d'en exiger la sévère exécution.

Quoi qu'il en soit, Messieurs, la surveillance des prostituées a fourni d'heureux résultats; de Bordeaux, de Toulouse, de Lyon, de Marseille, de Rouen, de Brest, de Lille, etc., etc., voici ce que l'on nous écrit : « La syphilis depuis dix ans diminue sensiblement parmi les prostituées; les symptômes dont elles sont atteintes sont presque tous primitifs, et bien rarement secondaires et tertiaires. »

A Nantes, Messieurs, nous pouvons avec assurance tenir le même langage : la prostitution légale devient de moins en moins compromettante pour la santé publique ; ailleurs se trouve le danger dont, à tort, on la considère comme le principal auteur. Quelques chiffres prouveront, mieux que des paroles, l'amélioration qui s'est successivement manifestée dans la santé des filles publiques.

ANNÉES.	1.er JANVIER.	ENTRÉES.	DÉCÈS.	GUÉRIES.	EN TRAITEMENT.	MOYENNE par MOIS.	MOYENNE DE JOURS de traitement.
1833	48	346	6	337	51	28,83	50,50
1834	51	298	6	301	42	24,83	43
1835	42	291	2	277	54	24,25	47,20
1836	54	227	1	241	36	18,92	57,86
1837	36	233	2	229	38	19,41	50
1838	38	269	»	268	39	22,41	53
Au 31 juillet 1839	39	»	»	»	»	21	»

Ainsi, en 1833, sur 160 à 170 femmes visitées chaque mois, 29 furent trouvées malades ; c'était environ une sur six.

En 1836, on ne constate plus que 18 vénériennes par mois ; à peu près le dixième.

En 1838, les réceptions sont plus nombreuses; mais la visite est pratiquée tous les quinze jours, et le chiffre des inscriptions s'élève à 200. C'est le neuvième quant aux femmes, le 18.e quant au nombre des visites.

Dans les sept premiers mois de 1839, on arrive au 20.e.

Depuis lors, c'est-à-dire, depuis le transport des filles vénériennes à l'Hôtel-Dieu, le nombre des malades s'est encore abaissé.

En 1840 nous en comptons.. 203
1841   —   196
1843   —   143
1844   —   197

C'est une moyenne de quinze femmes par mois durant ces quatre années.

En 1845, nous comptons 175 infections, et seulement 68 dans les six premiers mois de 1846. La moyenne descend à 14 par mois, c'est-à-dire, quinze de moins qu'en 1833, 17 de moins qu'en 1839; et comme le nombre des filles inscrites s'est encore accru, qu'il varie aujourd'hui de 230 à 240, il résulte qu'une seule femme est trouvée infectée sur trente-quatre.

A Toulouse, les résultats ne sont pas aussi favorables; on compte 7 à 8 vénériennes sur 100 femmes visitées. Les mêmes chiffres représentent les résultats sanitaires de Rouen.

A Lyon, on arrête trois femmes sur 100; c'est le chiffre de Nantes.

A Bruxelles, sur 350 filles passant régulièrement à la visite, on a trouvé en 1843 195 malades; en 1834, 330. Ce sont à peu près les proportions des dernières villes que nous venons de citer.

Paris, Messieurs, nous offre de bien autres résultats :

En 1839, les insoumises fournissaient une malade sur cinq; en 1845, une sur sept.

Les filles isolées au 1.er janvier 1839 donnaient une vénérienne sur cent femmes visitées ; en 1845 , une sur 270.

Les filles de maison de Paris au 1.er janvier 1839 donnaient une malade sur 75 ; au 1.er janvier 1845, une sur 195.

Aux mêmes époques, les filles de maison de la banlieue donnaient une vénérienne sur 90 et une sur 76.

Ces chiffres sont curieux, surtout quand on les rapproche de la statistique de Parent-Duchâtelet, dont nous allons vous transcrire le tableau.

DATES.	MAXIMUM D'INFECTIONS.	MINIMUM.	MOYENNE.
1812	Une sur 13	Une sur 45	Une sur 20
1813	— 12	— 24	— 17
1814	— 10	— 19	— 14
1815	— »	— »	— »
1816	— 14	— 21	— 18
1817	— 18	— 24	— 23
1818	— 18	— 39	— 24
1819	— 24	— 37	— 28
1820	— 23	— 43	— 33
1821	— 28	— 42	— 34
1822	— »	— »	— »
1823	— 19	— 38	— 24
1824	— 17	— 23	— 20
1825	— 17	— 24	— 20
1826	— 13	— 24	— 18
1827	— »	— »	— »
1828	— 13	— 23	— 17
1829	— 19	— 34	— 24
1830	— 23	— 46	— 32
1831	— 19	— 40	— 28
1832	— 29	— 57	— 34

Paris, vous pouvez en juger, marche dans une voie de

progrès sanitaire vraiment remarquable; et pourtant son règlement ne contient aucune disposition qui ne se trouve dans celui de Nantes, de Bordeaux ou de Marseille, etc., etc. Mais les filles inscrites sont très-nombreuses, les insoumises sont poursuivies en tous lieux, et les soins médicaux sont généreusement offerts à toutes les classes de vénériens. Telles sont les causes si simples, et si faciles à imiter, de cette merveilleuse situation de santé des prostituées de Paris!

S'il est incontestable que la syphilis soit de moins en moins répandue parmi les filles publiques, il est également hors de doute que ses symptômes perdent chaque année de leur gravité, que presque tous sont primitifs, et que ces maux horribles dont Bicêtre et plus tard nos hôpitaux furent encombrés, deviennent très-rares.

Les renseignements qui nous sont parvenus sur cette importante question, sont unanimes; tous nous apprennent que les symptômes secondaires et tertiaires sont rarement observés chez les prostituées, et que cette conquête de la police médicale sur la syphilis manifeste son influence dans toutes les classes de la société. A Nantes, Messieurs, cet affaiblissement de la maladie vénérienne s'est manifesté d'une manière tout aussi remarquable. Ainsi, en 1845, sur 151 filles publiques dont il a été permis de relever la maladie, 10 seulement ont présenté des symptômes constitutionnels: — six syphilides, deux ulcères au voile du palais, un iritis et une tumeur gommeuse. En 1846, du 1.er janvier au 30 juin, sur 68 vénériennes nous trouvons seulement trois syphilides et un ulcère à la jambe gauche. — Quelle différence avec les tableaux des maladies syphilitiques des années 1833, 1834, 1835, dans lesquels les symptômes secondaires et tertiaires figuraient pour un huitième et souvent davantage!

Les prostituées ne sont pas seules à propager le mal vénérien. Les militaires, dans leurs rapports fréquents avec ces dernières et avec d'autres femmes que la surveillance ne peut atteindre, sont responsables d'un grand nombre de transmissions contagieuses. L'autorité eut la pensée de prévenir ce danger en soumettant les soldats et sous-officiers à certaines obligations sanitaires. Ainsi, elle fit entrer dans l'ordonnance de décembre 1833 sur le service intérieur des troupes, la prescription suivante : « Les hommes rentrant d'un hôpital externe, de congé ou de permission, sont, le jour même de leur arrivée, visités par un des chirurgiens, qui envoie aussitôt à l'infirmerie ceux qu'il trouve atteints de maladies contagieuses. »

Plus tard, le 10 mai 1842, cette pensée de surveillance reçut un grand développement. Le Ministre de la guerre adressa aux généraux de division, maréchaux de camp et autres chefs de corps, un véritable code relatif aux mesures de prophylaxie à prendre contre les affections syphilitiques.

Cet arrêté repose sur deux principes nouveaux : 1.º L'abolition du mois de consigne infligé jusqu'à ce jour aux vénériens; 2.º l'admission dans les hôpitaux civils, au compte de la guerre, des militaires de la réserve et de ceux en jouissance d'un congé provisoire.

Cet arrêté (1) contient onze articles qui ne laissent rien

(1) Voir l'arrêté du 10 mai 1842, dans le *Journal militaire*, page 243.

à désirer sur les précautions à prendre pour signaler la syphilis à son début et lui imposer un traitement immédiat.
Nous ajoutons qu'ils sont appliqués dans tous leurs détails
avec la plus grande sévérité, et que, de l'aveu même d'hommes compétents, on ne saurait mieux faire.

Sans vouloir déprécier les mesures de prophylaxie adoptées dans l'armée belge, votre commission leur préfère
l'arrêté du maréchal Soult, ce dernier lui paraissant plus
complet, plus en rapport par ses détails avec le but qu'on
se propose d'atteindre. Quant au mérite d'initiative attribué
à M. Wleminkx, nous le contestons. C'est une erreur facile à démontrer. D'abord, la syphilis fut l'objet, comme
nous l'avons dit, de mesures sanitaires spéciales dès 1833 ;
puis, le 10 mai 1842, parut cet autre arrêté dont nous ne
saurions trop approuver les salutaires prescriptions : or, la
circulaire du chirurgien belge à tous les chefs de corps
porte la date du 21 décembre 1842, sept mois après
celle du ministre de France, et lorsque déjà nos soldats
étaient interrogés, surveillés, traités au moindre indice de
syphilis. Certes, nous nous gardons de dire que l'honorable
Wleminkx ait puisé l'esprit de son règlement dans le
Journal militaire français, mais nous nous faisons un devoir
de réclamer contre certaine prétention peu nationale qui
voudrait lui attribuer la pensée tout entière d'une organisation rien moins que nouvelle.

Votre commission applaudit à la sagesse de ces mesures :
elles exercent une heureuse influence sur le nombre des
syphilitiques, la santé de l'armée y gagne beaucoup ; mais
ce serait se faire une étrange illusion que de leur attribuer
cette merveilleuse efficacité dont certains esprits enthou-

siastes s'empressent de les décorer, et d'y trouver l'agent destructeur d'un fléau dont les origines diverses sont pour la plupart invisibles et insaisissables.

Il faut se défier des magnifiques promesses d'un moyen inventé dans le silence du cabinet ; souvent l'application vient les anéantir. Ainsi, pour ne citer qu'un seul de ces mécomptes : interroger le soldat sur le lieu où il a été infecté ; obtenir de lui la demeure, le nom de la femme qu'il a fréquentée, semble une précaution infaillible pour arriver à la source de la contagion? Eh bien, Parent-Duchâtelet affirme et prouve par des faits que ce moyen de police n'a aucune valeur ; l'un de nous, par expérience, est de l'avis de l'illustre auteur de la *Prostitution*. En effet, les soldats ne fréquentent pas seulement des filles publiques ; les bonnes d'enfant, les filles d'auberge, les blanchisseuses, sont pour eux de séduisantes et dangereuses maîtresses : ils y tiennent beaucoup, et, quoi qu'il leur arrive, ils ne les dénoncent jamais. D'autres fois, leurs relations sont tellement impures, le lieu où ils ont gagné la contagion est tellement abject, qu'ils préfèrent commettre un mensonge que de rougir en disant la vérité. De là résultent de fausses indications et l'inutilité d'un moyen qu'on devait avant son application supposer infaillible.

L'importance sanitaire de l'arrêté du maréchal Soult nous fait vivement désirer que ses prescriptions soient adoptées pour la marine. Nous savons qu'à Brest les soldats de terre et de mer sont également soumis à la visite des chirurgiens majors ; mais pourquoi cette mesure partielle ne reçoit-elle pas une large extension, et quel obstacle si grand s'oppose donc à l'examen de tous les marins débarquant dans un port, ou y séjournant un certain laps de temps? Nous pensons encore que le corps des douaniers devrait subir cette même surveillance, et qu'il serait possible de faire comprendre aux administrateurs des nombreuses sociétés d'ouvriers que traiter les vénériens comme des parias, ne pas chercher à les reconnaître et à les secourir, c'est refuser son concours à l'affaiblissement de la syphilis, l'une des plus graves questions d'hygiène publique dont les amis de l'humanité doivent se préoccuper.

La police sanitaire, dont nous étudions ici les avantages et dont nous souhaitons ardemment le perfectionnement, est exercée sur une masse considérable d'individus : les filles publiques et les militaires, là où la contagion vénérienne se développe incessamment et d'où elle rayonne avec une incroyable rapidité.

En éteignant ce foyer, on attaque le principe contagieux dans un de ses éléments les plus actifs; mais que ces moyens préventifs sont faibles en présence des sources multiples où le fléau va se retremper, et qu'il y aurait de témérité, avec cette seule puissance, à promettre son extinction!

La répression a ses limites, Messieurs; n'espérons et ne demandons rien au-delà du possible, et cherchons ailleurs d'autres secours et d'autres forces.

Nous l'avouons avec regret, mais avec une conviction profonde : si ce n'est à Paris, où le vénérien rencontre des sympathies pour sa misère, des soins généreux pour ses douleurs; dans aucune ville de France, il ne trouve de pardon pour la honteuse origine de son mal, de suffisante charité pour le guérir ou l'adoucir.

De toutes parts les sentiments d'humanité fermentent

et se développent. Soulager l'homme qui souffre est un besoin dont la société actuelle recherche la noble satisfaction : elle s'occupe des hôpitaux, des maisons d'aliénés ; il n'est pas de ville importante qui ne compte aujourd'hui des salles d'asile, des crèches, des maisons de refuge pour le vieillard et le mendiant ; et, le croirait-on ! l'oubli le plus cruel, l'indifférence la plus profonde sur le pauvre ouvrier qu'un instant d'erreur ou de faiblesse a fait succomber ; sur la jeune fille, la mère de famille, la nourrice, l'enfant, que les circonstances, dans leur terrible fatalité, ont livrés au poison syphilitique.

Nulle part, Messieurs, vous ne trouverez d'organisation humanitaire en rapport avec le grave intérêt qui nous occupe.

Lyon consacre 24 lits aux vénériens civils.

Bordeaux. — 23

Marseille. — 32

Nantes. — 27, encore sont-ils partagés avec les galeux.

Brest. — pas un.

Toulouse. — pas un.

Vous le voyez : ici quelques lits, là rien ; et, ce qu'il y a de plus regrettable encore ! dans les hôpitaux : sentiment de répulsion contre ces malheureux, nul souci de leurs douleurs, indifférence absolue sur les conséquences déplorables qu'une telle incurie réserve aux générations présentes et futures.

Pour les femmes, c'est pire encore : la jeune ouvrière, la femme mariée, trompées ou égarées, aborderont-elles l'hôpital, avec la perspective de défiances injurieuses, de soins incomplets, de contacts immondes ? Non, Messieurs, longtemps elles souffriront avant d'accepter cette cruelle nécessité, et beaucoup lui préféreront la perpétuité de leurs douleurs.

Après les sympathies si noblement exprimées en faveur des vérolés de Bicêtre , en présence des résultats immenses conquis depuis cette époque , ne doit-on pas éprouver une douloureuse surprise sur l'imprévoyance de nos administrations locales, qui, pour se soustraire à quelque sacrifice d'argent, laissent à la prostitution irrégulière toute son activité contagieuse et rend de plus en plus éloignée la solution du problème que nous désirons tous, l'extinction de la syphilis.

Il y a une lacune immense à combler dans notre service hospitalier ; votre commission le dit hautement, la situation du vénérien pauvre et civil est intolérable en France.

Si , de loin en loin, le cri public s'élève pour protester contre le nombre des contagions, on revise les règlements sur les prostituées, on rédige des circulaires pour l'armée, et tout est dit. Mais cette prostitution irrégulière, celle que la répression ne saurait atteindre et qui revendique trois malades sur quatre, on la néglige, on n'en veut connaître ni la profondeur ni le danger. Eh ! pourtant, la répression renferme-t-elle donc le dernier mot de la prophylaxie syphilitique ? ne pourrait-on trouver dans la douce et prévoyante charité des hommes de nombreux et salutaires remèdes ? La répression est insuffisante : adressons-nous avec confiance à un ordre de moyens préventifs , dont la facilité d'application, dont l'évidence du résultat, ne comportent ni retard , ni enquête.

Organisons des consultations gratuites et des dispensai-res, élevons de nombreux hôpitaux pour le traitement de la syphilis; plus de distinction infamante entre le vénérien et le fiévreux; entre eux, égal partage de l'aumône publi-que; que toute grande ville, que chaque arrondissement, soient contraints, par mesure législative, d'accueillir au même titre le vénérien et le blessé; pour la femme abu-sée, pour la jeune fille égarée et repentante, tendre intérêt, indulgence, discrétion; pour l'enfant et la nourrice, dé-vouement, secours et pitié; pour tous, largesse d'esprit et de cœur : voilà des moyens certains de réduire le nombre des syphilitiques, la meilleure prophylaxie à établir pour l'assainissement des générations présentes et futures.

Une autre question, fort difficile à résoudre, a dû fixer l'attention de votre commission : elle s'est demandé si l'administration, dans ses moyens de police sanitaire, pou-vait admettre celui ou ceux qualifiés de préservateurs; si, par exemple, elle devait solliciter la recherche d'un agent préservateur comparable à celui du cowpox contre la va-riole; en faire l'objet d'une question de science, d'un prix académique?

L'appât d'une semblable découverte a vivement excité le génie inventif de la cupidité et du charlatanisme; bien des moyens ont été proposés, parmi lesquels les chlorures ont joué le principal rôle; quelques-uns ont été expérimen-tés, au grand scandale de la morale publique; mais de tou-tes ces fallacieuses promesses, de toutes ces honteuses expé-riences, la science n'a rien conservé, et le spécifique pré-servateur de la syphilis est encore à trouver!

L'autorité, tout en se défendant contre les prétentions

de ces philanthropes intéressés, n'a pas toujours refusé d'examiner et d'apprécier. La situation était délicate: elle ne voulait pas se poser en hostilité contre une découverte dont les résultats hygiéniques pouvaient être immenses; mais elle hésitait, incertaine sur l'usage de sa confiance, effrayée du mode de preuves qu'il fallait nécessairement employer. Aussi refusa-t-elle, à diverses époques, de prendre la responsabilité de toute expérience, déclinant sa compétence et appuyant ses refus sur le défaut de similitude entre des moyens curatifs dont elle pouvait confier l'expérimentation aux médecins des hôpitaux, et des agents préservateurs dont on ne pouvait constater l'efficacité que dans des maisons de débauche et avec des circonstances qui blessent la pudeur et la morale publique.

Toutefois, certains préfets de police s'adressèrent, à plusieurs reprises, aux lumières du Conseil de Salubrité. Ils désiraient connaître l'opinion du corps médical sur ces promesses si affirmatives, et lui abandonnaient la solution des difficultés d'expérimentation. En 1817, Dupuytren, Pariset et Cadet-Cassicourt répondirent : Qu'il n'y avait pas lieu à s'occuper de ces sales et scandaleuses annonces, si ce n'est pour empêcher qu'elles continuassent avec impunité à tromper le public.

Une autre fois, le Conseil de Salubrité disait dans son rapport : « Que les expériences sollicitées étaient difficiles et délicates ; quelles avaient été tentées, mais que ces tentatives avaient été accompagnées d'un tel appareil de scandale et d'indécence, qu'elles avaient marqué d'avance du sceau de l'indignité et de l'infamie quiconque aurait voulu les renouveler. » Le Conseil, par cette réponse, manifestait évidemment sa répulsion pour de telles expériences, et semblait n'en pas admettre la nécessité.

Ainsi, d'une part, on voit la sollicitude inquiète de l'administration, qui craint de repousser une découverte utile, et qui voudrait concilier ses sentiments d'humanité avec l'inflexible devoir de sauvegarder la morale publique.

De l'autre, on voit les sommités du corps médical reculer devant une expérimentation qui leur semble inabordable, et ne pas proposer de conditions nouvelles qui puissent la permettre.

Cette réserve ne saurait étonner. En effet, quels moyens employer pour constater l'efficacité d'un préservateur ?

L'inoculation ? mais il est contestable qu'on puisse, sans une grande responsabilité de conscience, exposer un homme sain au danger d'une maladie aussi terrible que la vérole ! Et d'ailleurs, qui ne connaît les difficultés de cette opération, ses résultats négatifs dans plusieurs formes de la syphilis et certaines résistances individuelles à la contagion vénérienne ; quel homme sérieux, enfin, oserait affirmer qu'il y a eu préservation, parce que l'inoculation n'aurait pas été suivie d'infection ! Évidemment ce mode de preuves n'offre ni sécurité pour le patient, ni certitude pour l'opérateur.

L'inoculation faisant défaut, il reste l'expérience directe, le contact immédiat de personnes saines et infectées.

Pour que la préservation soit incontestable, il faut que l'expérience soit renouvelée pour chaque forme transmissible ; qu'elle soit recommencée aux diverses périodes de chaque symptôme, et qu'elles soient assez nombreuses pour rendre improbable toute résistance idiosyncrasique au virus syphilitique. Mais ces conditions, comment les remplir, à qui les conseiller, à qui les imposer, dans quels lieux les exécuter ? C'est là, Messieurs, que l'on s'arrête, justement effrayé des nécessités scabreuses de telles expériences, bien convaincu que leur douteux succès ne saurait être acheté qu'au prix d'immenses scandales et d'amers regrets.

Abandonnons donc cette question délicate aux vicissitudes du temps et du hasard; peut-être seront-ils plus ingénieux que nous et trouveront-ils le moyen de la résoudre sans blesser les saintes lois de la morale.

Résumant son opinion sur la prostitution dans ses rapports avec la syphilis, votre commission pense :

1.º Que la syphilis a diminué en nombre et en intensité parmi les sujets soumis à des prescriptions de police et à des soins réguliers, et probablement aussi parmi les sujets qui peuvent s'infecter à cette même source; mais on manque de documents précis pour se faire une opinion sur le reste de la population.

2.º Que ce résultat est dû au régime sanitaire imposé aux prostituées, aux mesures de prophylaxie appliquées à l'armée, et probablement aussi aux progrès de la thérapeutique.

3.º Que l'inscription, la visite, le traitement dans un service spécial, triple base sur laquelle repose l'édifice sanitaire des prostituées, sont des moyens qu'il faudrait inventer s'ils n'étaient déjà en pleine voie d'application.

4.º Que les règlements doivent avoir pour but principal de rendre obligatoire à toute fille convaincue de prostitution ces trois importantes mesures, et que le meilleur de tous sera celui qui en poursuivra l'exécution avec le plus de zèle et de discernement.

5.º Que dans chaque ville il serait nécessaire d'instituer une commission permanente de contrôle, pour surveiller l'observation des règlements sanitaires et s'occuper constamment de leur amélioration.

6.º Que la prostitution irrégulière est aujourd'hui la source principale des maladies syphilitiques; qu'il est très-difficile de l'atteindre sans blesser certaines convenances sociales, sans violer les lois qui s'opposent formellement à toute intervention de police dans la vie intime des citoyens, et qu'on ne saurait, sans témérité, promettre l'extinction de la syphilis.

Que cette prostitution irrégulière peut néanmoins être réduite indirectement: d'un côté, par la suppression des maisons de passe; de l'autre, par la défense faite, sous des peines très-sévères, aux maîtresses de maison, de recevoir chez elles des filles sans livret.

7.º Qu'en se bornant à traiter les prostituées et les militaires, on n'a cicatrisé jusqu'à ce jour qu'une faible partie d'une large plaie; que la part de secours attribuée par l'autorité aux vénériens civils est en disproportion avec tant de misères et de douleurs; qu'il est urgent que tous les hôpitaux de France soient généreusement ouverts aux vénériens nécessiteux, et qu'ils y soient traités avec cette bienveillance, cette charité dont les autres malades reçoivent chaque jour de nouvelles preuves.

8.º Que les mesures de prophylaxie contre la syphilis mises en vigueur dans l'armée de terre, ont été conçues avec sagesse et prévoyance, et qu'elles ont déjà rendu de grands services, dont l'importance s'accroîtrait encore si les marins et les douaniers étaient soumis à leur influence.

9.º Qu'il serait utile de faire comprendre aux administrations des sociétés industrielles, mutuelles, etc., etc., qui couvrent aujourd'hui la France, que l'intérêt de la société recommande l'ouvrier vénérien à leur sollicitude, et leur impose l'impérieux devoir de le surveiller et de le secourir.

10.º Que des difficultés d'expérimentation ont jusqu'à ce jour empêché les hommes de science de faire de sérieuses recherches sur les préservateurs de la syphilis, et que l'autorité doit continuer à se défier des fallacieuses promesses de la cupidité et du charlatanisme.

11.º Enfin, qu'il serait à désirer que la prostitution fût uniformément réglementée en France; que les prescriptions de surveillance et de santé fussent les mêmes dans tous les lieux où les filles publiques exercent leur triste et dangereuse profession.

MORICEAU, HIGNARD, MARCHAND, MARCÉ, GUÉPIN, LEROUX, *commissaires ;* BARÉ, *rapporteur.*

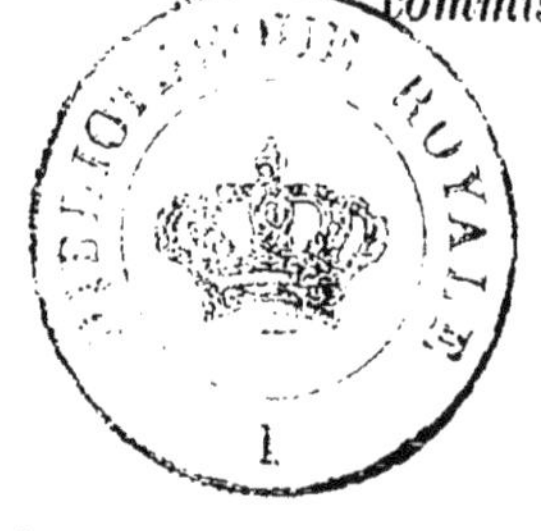

Nantes, Imprimerie de M.ᵐᵉ veuve C. Mellinet. — 43,141.